Pequeno livro de

MAQUIAGEM

Guia para toda hora

Revisado conforme o novo acordo ortográfico

CIP-BRASIL. CATALOGAÇÃO NA FONTE
SINDICATO NACIONAL DOS EDITORES DE LIVROS, RJ

E73p
7. ed.

Espelho, Paula
  Pequeno livro de maquiagem : guia para toda hora / Paula
Espelho. - 7. ed. - Campinas, SP : Verus, 2015.
  il.

  ISBN 978-85-7686-109-6

  1. Maquiagem (técnica) - manuais, guias etc.

11-0059   CDD: 646.726
                                                     CDU: 646.75

Paula Espelho

Pequeno livro de

MAQUIAGEM

Guia para toda hora

7ª edição
_____
Rio de Janeiro-RJ / Campinas-SP, 2015

VERUS
EDITORA

Editora
Raïssa Castro

Coordenadora Editorial
Ana Paula Gomes

Copidesque e Revisão
Ana Paula Gomes

Capa e Projeto Gráfico
André S. Tavares da Silva

Ilustrações
Ana Elisa Carneiro

VERUS EDITORA LTDA.
Rua Benedicto Aristides Ribeiro, 55
Jd. Santa Genebra II - 13084-753
Campinas/SP - Brasil
Fone/Fax: (19) 3249-0001
verus@veruseditora.com.br
www.veruseditora.com.br

SUMÁRIO

INTRODUÇÃO

A maquiagem é uma ferramenta que realça nossa beleza natural. Maquiar-se é a arte de se embelezar e tem como objetivo harmonizar o rosto, compondo um visual atraente e agradável. Uma maquiagem bem-feita consegue até modificar o estado de espírito da pessoa, dando-lhe maior segurança.

Neste pequeno manual, você vai encontrar o bê-á-bá da maquiagem, esmiuçado do início ao fim – tudo que você sempre quis perguntar para aquela amiga antenada, mas nunca teve coragem!

A você, leitora, que morre de vontade ou pelo menos tem curiosidade de aprender sobre esse fantástico mundo das cores, faço um convite a partir de agora para trazer à tona a beleza que se perdeu em meio à correria do dia a dia, entre as tarefas de ser dona de casa, mãe, esposa, profissional, sem esquecer que, antes de tudo isso, você é **MULHER**.

No *Pequeno livro de maquiagem*, convido você a se explorar, observar sem pudor suas características, fazer um estudo prévio de seus traços, sua personalidade, seu tipo de pele, seus gostos, e com isso aprender a corrigir pequenas imperfeições, tais como manchas, acne, cicatrizes, nariz desproporcional, queixo proeminente – enfim, tudo aquilo que a incomoda, mas sempre respeitando sua individualidade, sem seguir um padrão único de beleza. Em contrapartida, vou ensiná-la a valorizar o que você tem de melhor, seja a boca bem desenhada, um belo sorriso, o formato dos olhos ou o contorno do rosto.

Ao ler este livro e mantê-lo sempre pertinho para consultas, você também vai se familiarizar com produtos, técnicas e as ferramentas necessárias para se tornar *expert* no quesito automaquiagem.

Espero que você se divirta no processo e, acima de tudo, se sinta sempre linda e poderosa.

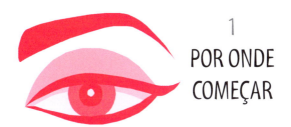

POR ONDE COMEÇAR

Sobrancelhas

As sobrancelhas são de suma importância para o equilíbrio facial, pois, como dizem, são a moldura do rosto, e nelas estão impressas nossas reações, sentimentos e até mesmo nossa personalidade. As mulheres, cada vez mais exigentes, sabem a importância de ter profissionais especializados nessa área.

O *design* de sobrancelhas tem como objetivo, por meio da análise do formato do rosto e da personalidade, transformar um olhar assimétrico, triste, pesado, inexpressivo ou até mesmo bravo em um olhar harmônico, simétrico e expressivo, devolvendo-lhe vida e luminosidade.

Para cada formato de rosto, determinadas características das sobrancelhas pedem atenção especial, por exemplo: rostos arredondados precisam contrastar com ângulos mais acentuados, por isso as sobrancelhas devem ter o pé (início, próximo ao nariz) mais quadrado, ângulos mais altos e espessura média. Inversamente, para rostos quadrados, os ossos mais salientes exigem leveza nos traços, com os arcos superiores levemente arredondados e espessura de média a grossa.

Trabalhando as linhas das sobrancelhas, é possível aproximar ou separar os olhos, aumentar ou diminuir as pálpebras, intensificar ou suavizar os traços.

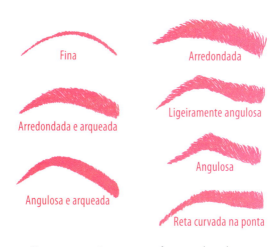

Fina

Arredondada

Arredondada e arqueada

Ligeiramente angulosa

Angulosa e arqueada

Angulosa

Reta curvada na ponta

Essa noção só mesmo o *designer* de sobrancelhas pode ter, por isso não aconselho você a fazer as sobrancelhas sozinha. Procure um profissional de renome e faça sempre com a mesma pessoa, com intervalos de quinze a vinte dias. Apenas **SE NECESSÁRIO**, remova os excessos de acordo com os passos a seguir:

Material necessário:

- ✔ pinça adequada (ver *box* nas páginas 21-22);
- ✔ tesoura de sobrancelha, de pequena a média, com a ponta reta;
- ✔ pentinho/escovinha (ver página 47);
- ✔ esponja ou pincel de cerdas, para limpar do rosto os pelos removidos;
- ✔ lápis branco ou bege de olhos;
- ✔ lápis castanho de sobrancelha ou sombra marrom-acinzentada opaca;
- ✔ gel calmante.

Passos para manter as sobrancelhas impecáveis:

- ▶ Para descobrir se há diferenças entre as sobrancelhas, utilize um lápis ou o cabo da escovinha e, de acordo com as marcações do desenho na página seguinte, marque os pontos com o lápis bege ou branco.
- ▶ Três pontos de marcação para a sobrancelha ideal:

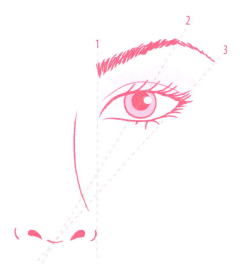

- *Ponto 1*: Para achar a distância ideal entre as sobrancelhas, apoie o lápis – sem pressionar – na aba da narina em direção ao pé da sobrancelha.
- *Ponto 2*: Para encontrar a parte mais alta da sobrancelha, de frente para o espelho, coloque o lápis na dia-

gonal, apoiado na aba do nariz, passando na lateral de fora da íris.

- *Ponto 3*: Para achar o comprimento ideal, coloque o lápis na diagonal, da aba do nariz em direção ao canto externo dos olhos.

Se você perceber que essa marcação não está batendo com o modelo da sua sobrancelha atual, precisará deixar crescer pelos onde falta, até chegar à espessura e ao comprimento das três marcações.

▸ Após ter marcado os pontos no rosto, com o pentinho de sobrancelha, leve os pelos para cima e corte apenas o excesso daqueles mais compridos. Depois penteie para baixo e faça o mesmo.

▸ Com um lápis de sobrancelha, preencha as falhas, tendo como base os três pontos da marcação.

▸ Depois, com um lápis branco ou bege, contorne o desenho das sobrancelhas, demarcando o limite que a pinça não poderá ultrapassar.

▸ Os pelos em excesso devem ser retirados com pinça adequada, sempre no sentido do crescimento.

▸ Aplique uma camada de gel calmante para suavizar o avermelhado da pele, massageando até a absorção do produto.

▸ Remova, com algodão embebido em demaquilante, as marcações e o preenchimento feito na sobrancelha.

▸ Com lápis de sobrancelha ou sombra marrom opaca, preencha as falhas, mas agora de maneira suave, e esfume com a escovinha até ficar uniforme.

❣ Regra de ouro: Na dúvida, NÃO TIRE!

PINÇA

Existem vários tipos de pinças no mercado, com pontas de diversas espessuras, coloridas, curtas, compridas, de aço inox, banhadas a ouro, com luz, pesadas, leves etc. Mas o mais importante é que ela remova os pelos sem quebrá-los.

Há dois modelos de pinça que mais indico para se ter na *nécessaire*:

✔ *Ponta diagonal*: para tirar apenas um pelo por vez, dando mais precisão ao desenho e facilitando a remoção dos fios nos locais difíceis sem quebrá-los. Só precisa tomar mais cuidado para não beliscar a pele.

✔ *Ponta quadrada*: para tirar vários pelos em uma única puxada, mais indicada para limpar longe do desenho da sobrancelha. Tenha cautela para não puxar pelos a mais e deixar a sobrancelha com falhas.

Onde comprar: farmácias, lojas de cosméticos/beleza e lojas especializadas.

Evite:

☹ sobrancelhas em arco, pois dão a impressão de assustada e entristecem o olhar;

☹ sobrancelhas finas demais, muito usadas nos anos 30, mas que hoje em dia não se usam mais. Além de dar muito mais trabalho, envelhecem e entristecem o olhar;

☹ deixar mais de dois dedos de distância entre as sobrancelhas, pois isso causa a ilusão de separação dos olhos e de encurtamento das sobrancelhas;

☹ encurtar a ponta, o que deixa o olhar inexpressivo e com ar de piedade.

Minha pele é...

A pele precisa de uma proteção natural de gordura para se manter saudável e preservar sua hidratação, mas o excesso ou a insuficiência da produção de gordura podem resultar em uma pele dependente de cuidados, que vão desde a alimentação, exercícios físicos, até tratamentos diários com cosméticos.

Muitas mulheres desistem de usar maquiagem por causa de algum "trauma". Sempre ouço falar de produtos que deram espinhas ou deixaram a pele mais oleosa, corretivos que deram a aparência de mais velha ou até a impressão de ter aumentado olheiras e bolsas.

Algumas culpam a marca do produto; outras, a própria falta de habilidade; e às vezes as duas coisas juntas. Mas a grande verdade é que você pode usar o produto mais conceituado do mundo – se a textura não for adequada para seu tipo de pele, você não terá um bom resultado.

Nossa pele pode ser seca, oleosa, mista ou normal, lembrando que essa última é bem rara, pois estamos expostas a fatores externos, que não temos como impedir, ou seja, até nessa pele "ideal" percebem-se alterações.

Algumas características da pele nos indicam qual é seu tipo, como espessura, brilho ou ausência dele, poros aparentes ou não, linhas de expressão finas ou intensas. Assim, podemos aprender a adquirir cosméticos que se adaptem melhor às nossas necessidades.

Antes de falar sobre cada tipo de pele, quero lembrar que a higienização e a hidratação devem **SEMPRE** ser feitas antes de você começar a se maquiar, independentemente do tipo de pele, o que torna o resultado da maquiagem mais natural, saudável e duradouro.

Pele seca

Características: pele fina, sem viço, com vasinhos aparentes, escamação, precoces linhas finas de expressão, poros não aparentes. Pouca atividade das glândulas sebáceas.

Vantagens:

- ☺ As linhas de expressão são mais finas, o que as torna mais receptíveis a tratamentos de rejuvenescimento.
- ☺ Nesse tipo de pele a maquiagem dura mais, pois não há tanta transpiração.

Contrapontos:

- ☹ Envelhecimento precoce.
- ☹ Maior quantidade de linhas de expressão.
- ☹ Escamação frequente, deixando a maquiagem mais perceptível, por causa das pelinhas que se levantam e podem causar acúmulo de base e pó.
- ☹ Ausência de viço.

Pele oleosa

Características: pele espessa, com oleosidade em quase todo o rosto, poros bem visíveis, transpiração excessiva e tendência a acne.

Vantagens:

- ☺ A produção abundante de óleo retarda o envelhecimento.
- ☺ A pele é mais resistente a agressões externas (sol, vento etc.).

Contrapontos:

- 😞 Quando surgem, as linhas de expressão são muito mais profundas que as de outros tipos de pele, tornando quase impossível reverter o quadro com tratamentos atenuantes.
- 😞 A maquiagem dura menos, por causa da oleosidade excessiva.

Pele mista

Características: a maioria das brasileiras tem esse tipo de pele, com concentração de oleosidade e poros visíveis somente na zona T (testa, nariz e queixo). No restante da face, a pele é normal (com produção ideal de oleosidade), ou seja, há um desequilíbrio localizado das glândulas sebáceas.

✓ Vantagens:

- ☺ Exceto na zona T, a pele é normal, adaptando-se facilmente à maioria das texturas de base e pó.
- ☺ Com pouca maquiagem, consegue-se o efeito necessário.
- ☺ O retoque da maquiagem é necessário somente na zona T.

✗ Contrapontos:

- ☹ Por causa da concentração de oleosidade em uma área, se a pele não for hidratada com produtos específicos para esse desequilíbrio, pode se tornar seca nas demais partes do rosto, dificultando a utilização de cosméticos.

Kit básico – o que ter e o que não ter

É tentador chegar a uma loja e se deparar com todas as novidades de maquiagem, ouvir a vendedora dizer que tal batom está esgotado porque está **SUPER** na moda, ou porque tal artista usa. Pronto! É o início da saga do batom dos sonhos, sem nem saber se vai ficar bem em você ou não.

Realmente, existem produtos que não podem faltar na *nécessaire* de nenhuma mulher. Outros, por mais que tenham um efeito que você adora ou estejam na moda, não quer dizer que todas nós podemos usar. Veja quais são os itens básicos para cada tipo de pele.

Pele seca

Na maquiagem para pele seca, precisamos adicionar o brilho que nessa pele é ausente, com texturas mais úmidas (bases e corretivos com ação hidratante ou umectante, que retêm água na pele) e produtos com efeito de brilho e cintilância.

Tenha sempre na *nécessaire*:

✔ base líquida (com componentes hidratantes e umectantes);

29

- ✔ corretivo líquido (dê preferência àqueles com componentes hidratantes e preventivos);
- ✔ pó facial;
- ✔ lápis para sobrancelha;
- ✔ máscara de cílios, lápis para contorno dos olhos e delineador somente resistentes a água (a não ser que você vá se expor a uma ocasião emocionante, como um casamento – nesse caso, prefira produtos à prova d'água);
- ✔ sombra cremosa, creme a pó ou compacta, de preferência com leve cintilância;
- ✔ sombra iluminadora;
- ✔ blush cremoso com leve cintilância;
- ✔ batom e gloss;
- ✔ demaquilante bifásico ou cremoso.

Dicas importantes para a pele seca:

- ❗ O uso de um bom hidratante é essencial antes da maquiagem.
- ❗ Use somente produtos adequados para seu tipo de pele e sua faixa etária.

- Opte por bases com filtro solar.
- Maquiagem com partículas de brilho (cintilantes) ajudam a devolver – artificialmente – o aspecto de viço da pele.
- Não use produtos *oil free* (que não têm óleo na composição).
- Pela ausência de viço da pele, evite produtos que dão efeito *matte* (sem brilho).
- A cada quinze dias, faça uma massagem para revitalização da pele.
- Não use produtos com álcool.

Pele oleosa

Por ser uma pele com brilho excessivo, deve-se evitar maquiagem com efeito brilhante. Ao contrário, todos os produtos que entrarem em contato com essa pele devem ter efeito *matte*, opaco, e ser totalmente livres de óleo. Os únicos itens liberados para ter brilho são o gloss e o batom.

Produtos com brilho podem ser usados quando você for se maquiar com um profissional. Ele saberá usar na medida certa, sem acentuar a oleosidade.

Tenha sempre na *nécessaire*:

✔ base com textura mais seca, como aquelas em bastão ou em pó mineral;
✔ corretivo de textura mais seca;
✔ lápis para sobrancelha ou sombra opaca marrom;
✔ rímel, lápis para contorno dos olhos e delineador, todos à prova d'água ou bem resistentes;
✔ sombras e blushes sempre compactos e *matte* (opacos);
✔ batom e gloss – na boca pode abusar do brilho, aproveite!;
✔ demaquilante em gel ou fluido.

Dicas importantes para a pele oleosa:

❗ Existem muitos produtos *oil free* (livres de óleo), *anti-shine* (antibrilho) e reguladores da oleosidade, além de

lencinhos absorventes de oleosidade que ajudam a re-
solver o problema por até oito horas.

- *Oil free* sempre, tanto na maquiagem como na hidratação!
- Lance mão dos *sprays* fixadores e primers, que ajudam na durabilidade da maquiagem (veja *box* nas páginas 34-36).
- Os produtos de higiene facial devem ser específicos para seu tipo de pele, para não causar efeito rebote, agravando ainda mais o problema.
- Leve o pó mineral na bolsa para retocar a pele ao longo do dia.
- Evite sombras e blushes líquidos ou cremosos.
- Produtos como máscara de cílios, lápis para contorno dos olhos e delineador devem ser à prova d'água, pois a oleosidade da pele remove com facilidade a maquiagem.
- Evite maquiagem com efeitos de luminosidade no rosto.
- Uma vez por semana, faça uma esfoliação no rosto e use uma máscara de ação calmante e secativa.
- Fazer uma limpeza de pele uma vez ao mês é uma boa pedida para remover cravos, espinhas, células mortas e outras impurezas.

Os produtos minerais, cada vez mais difundidos hoje em dia, são livres de ativos alergênicos e não prejudicam a pele. Esse tipo de cosmético não possui conservantes, óleos, corantes, fragrâncias e outras substâncias que causam irritações. Dão efeito *matte* por mais tempo.

FIXADORES DE MAQUIAGEM

Entre outras funções, os fixadores têm como objetivo principal fazer sua maquiagem ficar intacta o dia todo. Podem ser apresentados em forma de creme, pó ou líquido, em *spray*, nacionais ou importados e aplicados antes da maquiagem (nesse caso são chamados de primers) ou depois. Escolha o seu:

Creme

Passado depois do hidratante e antes da base. Utilize os dedos, do mesmo modo que se passa o hidratante, e finalize com leves batidinhas até completa absorção, ou passe com pincel de base.

Objetivos:

- ✔ Conservar a pele com efeito *matte* por várias horas.
- ✔ Disfarçar pequenas linhas de expressão.
- ✔ Preencher vincos e poros, amenizando sua aparência.
- ✔ Aumentar a fixação da maquiagem.

Onde comprar: lojas de cosméticos.

Pó

Usado para finalizar a maquiagem; por ser translúcido, não altera a cor da pele. Aplique com a ajuda de um pincel de pó.

Objetivos:

- ✔ Conservar a pele com efeito *matte* por várias horas.

- ✔ Preencher vincos e poros, amenizando sua aparência.
- ✔ Aumentar a fixação da maquiagem.
- ✔ Dar acabamento aveludado.

Onde comprar: lojas de cosméticos.

Líquido em *spray*

Após a higienização e a hidratação da pele, agite a embalagem, feche os olhos e aplique o *spray* próximo ao rosto (25 cm). Aguarde um minuto e faça toda a maquiagem. Reaplique novamente no fim.

Objetivos:

- ✔ Resfriar a pele, amenizando poros abertos.
- ✔ Fazer a maquiagem durar horas.

Onde comprar: lojas de cosméticos, farmácias e lojas de materiais para profissionais de salão de beleza.

36

Pele mista

O segredo está no preparo dessa pele. É fundamental usar hidratantes específicos para equilibrá-la. Deve-se ter mais cuidado na zona T, usando nessa região maquiagem com efeito *matte*. No restante do rosto, pode usar cintilância e brilho à vontade.

Tenha sempre na *nécessaire*:

✔ duo base (de preferência *oil free*), base líquida ou pó mineral;
✔ corretivo líquido ou em bastão;
✔ lápis para sobrancelhas;
✔ lápis para contorno dos olhos, máscara de cílios e delineador à prova d'água;
✔ sombras e blushes compactos, com ou sem brilho;
✔ gloss e batom;
✔ demaquilante cremoso ou bifásico;
✔ lenços absorventes para a zona T.

Dicas importantes para a pele mista:

- Use cosméticos com componentes que equilibrem a pele, repondo a hidratação nas áreas em que falta e absorvendo onde há excesso de oleosidade.
- Faça esfoliação a cada quinze dias, concentrando-se na zona T.
- Use um adstringente somente na zona T, antes de aplicar o filtro solar.
- Recomendo xampu Johnson's (isso mesmo, xampu!) para tirar a maquiagem da pele mista a oleosa, porque ele é hipoalergênico, não arde nem causa irritação.

Armas poderosas:
preparar, apontar, maquiar

Claro que usar maquiagem de qualidade é superimportante, mas tão essencial quanto ela são os pincéis. O uso do pincel correto, além de facilitar a aplicação, enfatiza o efeito do produto que está sendo usado, realça sua cor e ajuda até mesmo na fixação.

Os de cerdas naturais, apesar de ser mais caros, dão melhor resultado e são mais higiênicos, pois podem ser lavados com frequência, ao contrário dos sintéticos.

Os materiais descartáveis, como cotonete, algodão e lenço, também são fundamentais para o acabamento da maquiagem, por isso se arme dessas ferramentas e mãos à obra!

Esponja

De espuma, é uma das ferramentas para aplicar a base. Sua textura ajuda a esfumar marcações de camuflagem, suavizar o blush depois de aplicado e até mesmo absorver o excesso de maquiagem no geral.

Cotonete

Versátil e essencial, o cotonete serve para muitas outras coisas além de manter nosso ouvido em ordem. Com ele, é possível corrigir pequenas imperfeições na maquiagem. Veja alguns de seus usos:

✔ Dá precisão no contorno dos lábios e no delineado dos olhos.
✔ Ajuda a limitar a sombra na pálpebra.
✔ Seco, remove respingos da máscara de cílios e o excesso de pó ou base nos vincos e sulcos.
✔ Na falta do pincel apropriado, pode servir para esfumar o lápis na raiz dos cílios, dar acabamento à sombra, aplicar batom e depositar ponto de luz (sombra iluminadora) no canto interno dos olhos.
✔ Caso haja dificuldade na remoção da maquiagem, use o cotonete embebido em demaquilante.

Algodão

Usado para higienizar a pele antes da maquiagem e para retirar excessos. Dê preferência aos que já vêm cortados (quadrados ou em discos), pois não soltam fiapos.

Lenço de papel

Remove o excesso de transpiração durante a maquiagem e também depois de pronta. Serve ainda para limpar o excesso de produto dos pincéis.

Apontador

Tenha sempre um bom apontador em mãos, para manter seus lápis de olhos e boca apontados, facilitando assim a aplicação. Dê preferência aos duplos, como ilustrado ao lado.

Curvex

O curvex é uma arma poderosa para deixar os cílios bem curvados e sensuais. Com os cílios limpos, encaixe o curvex, tomando cuidado para não beliscar a pele, segure firme por quinze segundos e em seguida aplique de duas a três camadas de máscara nos cílios.

Pincel para pó

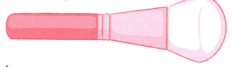

É o maior pincel de maquiagem, com cerdas longas e volumosas, de preferência naturais, que tornam o pincel mais macio. Usado para aplicação de pó compacto, facial ou mineral. A aplicação deve ser feita sempre de dentro para fora, em direção às extremidades do rosto. Alguns pincéis de pó também são indicados para aplicação de base, porém isso deixa as cerdas úmidas, por isso evite passar o pó com o mesmo pincel logo em seguida.

Pincel para base

O pincel para base normalmente é feito de cerdas sintéticas, justamente para não absorver nem um pouquinho do produto e garantir que ele seja inteiramente aplicado no rosto. Possui formato mais chato, fino, e faz com que a base seja aplicada de maneira homogênea, sem acumular ou deixar uma parte mais coberta que a outra.

Também é utilizado para fazer camuflagem em pontos largos do rosto, com o corretivo mais escuro (ver páginas 50-56).

Seu formato pode ir desde uma ponta mais arredondada até uma quadrada e mais fina.

Pincel para blush

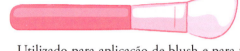

Utilizado para aplicação de blush e para fazer camuflagem com pó compacto. Dê preferência aos de cerdas naturais. O formato ideal é o chanfrado, mais anatômico. Suas cerdas são mais curtas que as do pincel para pó.

Pincéis de sombra

De esponja: serve para aplicar a sombra nos olhos.

44

De esfumar: de cerdas flexíveis, serve para fazer a junção das cores em qualquer parte dos olhos. Existe uma variação muito grande de comprimento, de volume de cerdas e de formato de ponta. Uns são mais retos, outros mais arredondados. Escolha o que melhor se adapte às suas necessidades.

Chanfrado: de cerdas firmes e cortadas na diagonal, serve para aplicar sombra e/ou delineador ao longo dos cílios superiores e inferiores. Também é usado para preencher as sobrancelhas, com sombra marrom-acinzentada opaca.

Para côncavo: de cerdas flexíveis, chanfrado e levemente achatado, serve para aplicar e esfumar a sombra no côncavo.

De delinear: o pincel mais fino de todos, serve para fazer traços precisos e substitui o delineador quando utilizado úmido e com uma sombra compacta.

De corretivo ou "língua de gato": de cerdas sintéticas e firmes, bem achatado, lembra o pincel de base, porém é bem menor. Usado para aplicar corretivo e para fazer camuflagem e iluminação em áreas menores. Pode ser usado para aplicar sombra também.

Pincel de lábios

Achatado e de cerdas sintéticas, preenche os lábios de maneira mais homogênea, dando maior durabilidade ao batom.

46

Vassourinha

Em formato de leque, serve para remover o excesso de grânulos de sombra ou pó que tenham caído na pele durante a aplicação da maquiagem, sem alterar a base já aplicada.

Pentinho/Escovinha

O pentinho ajuda a separar os cílios após a aplicação da máscara, e a escovinha doma os fios das sobrancelhas e esfuma o lápis ou sombra aplicados para sua correção.

Higienização dos pincéis

Os pincéis devem ser lavados a cada vinte dias, por uma questão de higiene e de maciez – por isso também os pincéis de cerdas naturais são mais recomendados.

Sempre que perceber aspereza ao aplicar a maquiagem ou resquícios de cores diferentes, é hora de lavar. Veja como fazer isso sem estragar seus pincéis:

- ✔ Em uma vasilha com água, coloque xampu ou sabonete líquido neutro e misture bem.
- ✔ Mergulhe as cerdas, sem encostar o cabo na água, e faça movimentos de vaivém, sem esfregar.
- ✔ Enxágue em água corrente.
- ✔ Repita o processo com um pouco de condicionador, deixe agir por um minutinho e enxágue.
- ✔ Retire o excesso de água pressionando as cerdas com uma toalha.
- ✔ Em seguida, coloque os pincéis na horizontal sobre a toalha e deixe-os secar de um dia para o outro.

ATENÇÃO! Guardar seus pincéis e utensílios de maquiagem molhados pode resultar em bactérias e fungos. Acho que você não vai querer isso, não é mesmo?!

Já existem no mercado os chamados higienizadores de pincéis, uma alternativa bacana e mais rápida à lavagem com água e sabão. É só borrifar o higienizador num lencinho e fazer movimentos suaves com as cerdas até perceber que o pincel está limpo.

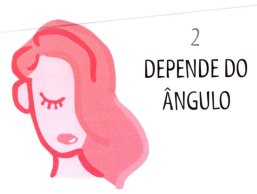

2
DEPENDE DO ÂNGULO

Camuflando

A camuflagem pode ser aplicada à pele de modo que amenize – eu disse *amenize* – pontos que a incomodam, tornando seu rosto mais harmonioso por meio do equilíbrio das formas que o compõem, com o uso de técnicas e cosméticos específicos.

Mesmo que o rosto tenha harmonia, quando passamos a base, uniformizamos a cor da pele, fazendo com que as cavidades se tornem imperceptíveis, o que causa palidez e dá a impressão de aumentar o rosto. Por conta disso, precisamos utilizar as técnicas de camuflagem para obter um efeito mais natural.

Lembre-se: o efeito de camuflagem tem que se fundir à pele, não pode ser detectado depois que a maquiagem estiver pronta.

Utilizando pó ou um blush opaco mais escuros que a cor da pele, é possível nivelar ossos salientes, amenizando ângulos desproporcionais, corrigir imperfeições e alterações cutâneas, suavizar ou acentuar contornos, afunilar o nariz, diminuir a papada etc. A cor mais escura disfarça os excessos.

Quem tem o rosto magro deve evitar as técnicas de camuflagem, pois precisa de luminosidade e não de profundidade.

Dica importante:

❗ Mesmo que não consiga identificar exatamente seu tipo de rosto, tente perceber quais são os pontos em que você deverá fazer a camuflagem!

Material necessário para a camuflagem:

✔ base do tom da pele;
✔ pó compacto, facial ou mineral no tom da pele;
✔ corretivo, base ou pó compacto dois tons mais escuro, ou blush de tom amarronzado e opaco;
✔ pincéis: de blush (se for usar pó compacto ou blush para camuflar), de base (se for usar base para camuflar, e também para aplicar a base no rosto), de corretivo/língua de gato (para áreas mais estreitas e menores) e de pó (para finalizar com pó facial ou compacto do mesmo tom da pele);
✔ lenço descartável;
✔ esponja.

Convido você a se avaliar agora. Prenda o cabelo, deixe o rosto bem livre e observe alguns pontos, um de cada vez.

Tire uma foto sorrindo e uma séria, de frente, dos dois perfis e observe:

Largura e altura da testa:

✔ Há saliência no centro da testa? Ela se destaca no seu rosto?

✔ Ela forma uma linha reta na raiz dos cabelos ou arredonda nas laterais?

✔ Suas sobrancelhas ficam bem próximas às laterais da testa?

✔ Sua testa parece bem maior que a largura do queixo à ponta do nariz?

Largura do rosto:

✔ De orelha a orelha, seu rosto tem quase o mesmo comprimento que do queixo à testa, ou há uma diferença notável?

Pescoço:

✔ Tem papada?
✔ É curto ou longo demais?

Comprimento do rosto:

✔ O rosto é muito mais comprido do que largo?
✔ Ou parece ter quase as mesmas proporções?

Como aplicar a camuflagem

Após ter observado no espelho e nas fotos os pontos em que seu rosto precisa de correção, siga os seguintes passos:

✔ Aplique a base do mesmo tom de sua pele em todo o rosto, com pincel ou esponja.
✔ Certifique-se de que a base esteja seca.
✔ Escolha que produto vai utilizar para camuflar e passe levemente o pincel adequado no pó compacto, blush, base ou corretivo dois tons mais escuros que sua pele.

✔ Aplique onde perceber ossos muito salientes ou desproporção no contorno do rosto, conforme ilustração na página 56.

✔ Depois, com uma esponja ou com o mesmo pincel limpo, suavize as marcações, esfumando-as.

✔ Por fim, aplique no rosto todo o pó mineral ou compacto do mesmo tom da sua pele e está pronta!

Esfumar é fundir um tom no outro, criando um *dégradé* sem marcações, em que não se veem as divisões entre as cores. No dicionário, entre várias definições, há uma interessante: "Desaparecer pouco a pouco". Na maquiagem, contamos com o auxílio do pincel de cerdas flexíveis para esfumar a sombra, da esponja de base e do pincel para esfumar a camuflagem e do pincel de corretivo para esfumar nariz e cantos menores.

Atenção! Não se deve fazer a camuflagem com intensidade. O objetivo é escurecer apenas um ou, no máximo, dois tons a cor natural da pele. E so-

mente em pontos que realmente sejam desproporcionais.

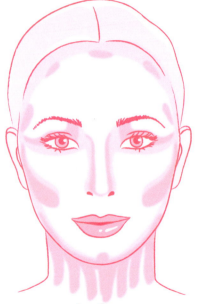

Camuflagem

Ressaltando/Iluminando

As correções em maquiagem se baseiam em princípios de ilusão de óptica – tons claros aumentam as áreas, ao passo que tons escuros as diminuem, puxando-as para trás.

- ✔ Sombra clara contra a luz traz a área trabalhada mais para frente, aumentando-a.
- ✔ Sombra escura contra a luz faz com que o local aplicado vá para trás, e produz também o efeito de trazer para frente o que está ao redor.

Resumindo: O que quer esconder, ESCUREÇA – e o que quer realçar, CLAREIE.

Do que você mais gosta no seu rosto? Da boca, dos olhos, das sobrancelhas, das maçãs? É aí que entra a iluminação. Agora é hora de chamar atenção para aquilo de que mais gostamos!

No formato de rosto, funciona assim: se meu rosto é retangular, ou seja, comprido e com as laterais estreitas, preciso camuflar a testa e o queixo, diminuindo o comprimento, e iluminar as laterais, dando amplitude. Então, na camuflagem você suaviza o que não quer mostrar e, na iluminação, ressalta o que quer valorizar. Ilumine os pontos contrários ao da camuflagem.

O pó iluminador dá vida e chama atenção, mas deve ser passado com cautela (como tudo na maquiagem), pois a intenção não é elogiarem seu iluminador, e sim parecer que você nasceu com a pele desse jeito, com um brilho natural. Excesso de iluminador pode passar a impressão de pele oleosa, especialmente na zona T (testa, nariz e queixo). Então, muito cuidado! Evite iluminar áreas em que haja flacidez, linhas de expressão ou saliência óssea em excesso, pois isso agravaria o problema.

ONDE PASSAR O ILUMINADOR

O iluminador deve ser aplicado onde você perceber que seu rosto é desproporcionalmente menor, por exemplo: se você percebeu que sua testa chama muita atenção e que seu queixo é pequeno em relação a ela, deve:

iluminar a ponta do queixo e camuflar a testa na raiz do cabelo. Fazendo isso, você aumentará o queixo e diminuirá a testa. Isso se chama "lei da compensação".

Outro exemplo: se sua testa é alta e seu rosto é fino na parte inferior (maxilar fino, quase imperceptível ao toque), deve:

iluminar as laterais inferiores do rosto (maxilar) e escurecer as laterais da testa, na diagonal. É como se você "cortasse" o pedaço que escureceu.

Material necessário:

✔ pó iluminador com brilho, ou pó compacto dois tons mais claro que a sua pele, ou sombra opaca *nude* ou branca;
✔ pincel de blush e língua de gato.

Pontos de iluminação

Veja na ilustração a seguir os pontos mais comuns em que se recomenda passar o iluminador. Mas lembre-se: nunca ilumine pontos de que não gosta em seu rosto! Além disso, se tiver pele oleosa, evite usar iluminador.

Formatos de rosto

Graças a uma mistura infinita de raças, os mais variados formatos de rosto podem ser encontrados, cada um com sua peculiaridade. Principalmente no Brasil, percebemos que cada pessoa tem traços praticamente únicos, diferentemen-

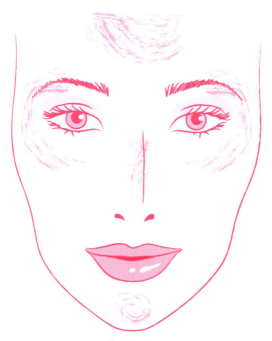

Iluminação

61

te de países como o Japão e alguns países europeus, por isso a análise do rosto tem que ser feita de maneira detalhada.

Visagismo (técnica usada para harmonizar o rosto, por meio da maquiagem e do penteado) é coisa para profissional, mas nada a impede de conhecer um pouquinho mais de você. Aprender a perceber seu formato de rosto vai ajudá-la não só na maneira de aplicar a maquiagem, mas também a escolher um bom corte de cabelo, saber que cosméticos comprar, para onde chamar atenção e que pontos neutralizar no rosto.

Nas caricaturas, por exemplo, o desenhista enfatiza com exagero o rosto retratado – se observarmos uma caricatura e a compararmos com uma foto da mesma pessoa, conseguiremos perceber os pontos mais fortes do rosto, entre eles o formato.

Se alguém fosse fazer uma caricatura do seu rosto, qual seria o foco?

A seguir, os formatos de rosto mais comuns.

O formato de rosto considerado ideal é o oval, por isso sempre imagine esse desenho sobre seu rosto quando for camuflar e iluminar. Elimine o que estiver fora desse formato (camuflando) e realce o que estiver dentro (iluminando).

Rosto quadrado: testa baixa, com pouco espaço entre a raiz dos cabelos e as sobrancelhas, contornos retos, ângulos mais acentuados, ossos faciais mais visíveis, maxilar bem definido, rosto marcante. O comprimento do rosto é quase igual à largura.

✔ *O que camuflar*: as extremidades, como os maxilares e as laterais da testa.
✔ *O que iluminar*: centro da testa e queixo.

Rosto redondo: formato angelical, queixo sem muita definição, maçãs do rosto salientes, ossos fa-

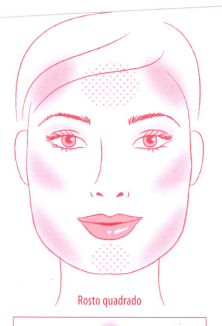

Rosto quadrado

Legenda:

CAMUFLAR

ILUMINAR

ciais imperceptíveis, testa com contornos arredondados e queixo curto.

✔ *O que camuflar*: faça um arco das têmporas ao maxilar
   para deixá-lo mais estreito.
✔ *O que iluminar*: centro da testa e queixo.

Rosto oval: é o formato ideal, pois não precisa de
correções; testa e queixo proporcionais, testa levemente afunilada nas laterais, assim como o maxilar, queixo e maçãs do rosto com ângulos suaves.

✔ Somente um blush nas maçãs já realça esse rosto "ideal".

Rosto triangular invertido ou coração: testa mais reta e larga, com osso bem proeminente, e afuni-
lamento em direção ao queixo, deixando-o pontudo, em formato de coração.

✔ *O que camuflar*: as laterais e contornos da testa, em direção às maçãs do rosto.
✔ *O que iluminar*: maxilar e queixo.

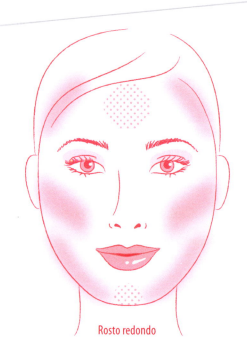

Rosto redondo

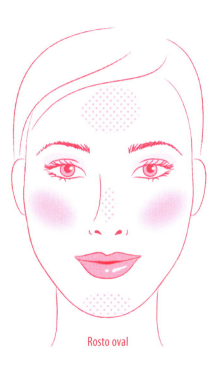

Rosto oval

67

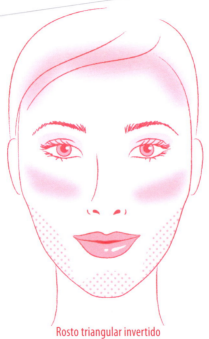

Rosto triangular invertido

68

Rosto triangular: testa estreita, geralmente escondida por cabelo e sobrancelhas, e maxilar mais amplo, alinhado a queixo mais largo.

- ✔ *O que camuflar*: maxilar e queixo.
- ✔ *O que iluminar*: toda a extensão da testa e apenas a ponta do queixo.

Rosto retangular ou comprido: estrutura óssea alongada, laterais estreitas, testa alta, queixo longo, geralmente com pescoço comprido e fino. Comprimento bem maior que a largura.

- ✔ *O que camuflar*: a ponta do queixo e toda a raiz do cabelo, na testa, para suavizar o comprimento do rosto.
- ✔ *O que iluminar*: as maçãs do rosto.

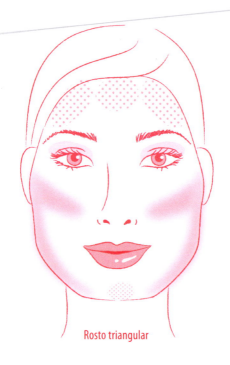

Rosto triangular

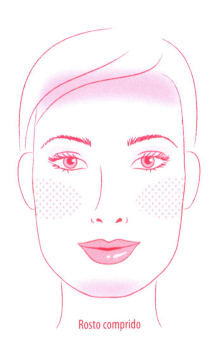

Rosto comprido

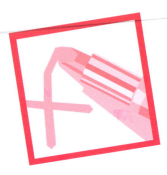

3
CONJUNTO DA OBRA

Nós bem sabemos que até a mulher mais bonita do mundo encontra – mesmo sem razão – alguns "poréns" sobre os quais reclamar em seu rosto, seja o nariz de abas largas, a ponta que cai quando ela sorri, o queixo um pouco para frente, os lábios finos ou grossos demais, os olhos pequenos ou muito grandes. Enfim, são inúmeros detalhes, que seriam suficientes para nos levar à mesa de cirurgia – se isso não fosse tão caro e arriscado.

Assim, para que não tenhamos de apelar à cirurgia plástica, a maquiagem é uma ferramenta e tanto para amenizar nossos probleminhas.

A seguir, vamos aprender alguns truques que serão nossos aliados no dia a dia. Mas lembre-se: essas correções só são aconselhadas para uma maquiagem mais completa, de preferência para ser usada à noite, senão o efeito pode ser contrário – em vez de disfarçar, pode chamar mais atenção ainda para o local. Vale aquela antiga regra: menos é mais!

A zona T

As correções na zona T devem ser quase imperceptíveis quando a maquiagem estiver finalizada. Se por acaso ouvir algum comentário do tipo "Técnica nova de maquiagem?" ou "Seu rosto está sujo", corra para o banheiro mais próximo e corrija isso!

Como identificar o "probleminha"

Com a mesma foto do capítulo anterior, analise agora estes quesitos:

Testa:

✔ Se é alta, com um espaço grande entre a raiz dos cabelos e as sobrancelhas.
✔ Se é baixa, com as sobrancelhas bem próximas à raiz dos cabelos.
✔ Se é larga ou estreita.
✔ Se a testa se destaca no rosto.

Nariz:

✔ Se é achatado e a ponta cai quando você sorri.
✔ Se tem saliência (osso) no meio, arredondando o formato.
✔ Se é sem ponta e faz uma "cintura" no centro, arrebitando a ponta.
✔ Se é torto, um perfil é diferente do outro.
✔ Se é baixo de perfil (consegue-se visualizar facilmente o outro lado da face) e de frente é largo.

✔ Se é comprido e de perfil quase não se consegue ver o outro lado da face.

Maxilar:

✔ Se cada osso é bem definido.
✔ Se é quase imperceptível ao toque.

Queixo:

✔ Se é para frente.
✔ Se é pontudo.
✔ Se tem a ponta quadrada.
✔ Se é achatado, emendando um pouco ao pescoço.

Correção da testa

Material necessário:

✔ camuflador: pó compacto ou corretivo dois tons mais escuro;
✔ iluminador: pó compacto dois tons mais claro ou pó iluminador;

- ✔ pincel de blush ou de corretivo;
- ✔ esponja.

Testa alta: para diminuí-la, passe o pincel levemente no camuflador, remova o excesso e aplique no contorno da testa, bem rente à raiz do cabelo, esfumando com a esponja até ficar quase imperceptível.

Testa baixa: para aumentá-la, passe o pincel no iluminador e espalhe do centro para as laterais e a raiz do cabelo.

Correção do nariz

Esse tipo de correção serve para que o nariz comprido pareça mais curto, o grosso pareça mais fino etc. Experimente os truques a seguir, que, embora deem resultados apenas aparentes, conseguem dispersar a atenção do ponto trabalhado.

Material necessário:

✔ camuflador: pó compacto ou corretivo dois tons mais escuro ou blush terroso opaco;

✔ iluminador: pó compacto dois tons mais claro ou pó iluminador;

✔ pincel de corretivo/língua de gato;

✔ esponja.

Nariz largo e achatado: baixo e largo em toda sua extensão, geralmente encontrado em pessoas de pele negra.

✔ *Onde camuflar*:
- Passe o pincel no camuflador escolhido.
- Retire o excesso e passe levemente nas laterais do nariz, da base da sobrancelha até a ponta das narinas.
- Com a esponja, esfume para remover eventuais marcações.

✔ *Onde iluminar*:
- Limpe bem o mesmo pincel.

- Passe-o no iluminador escolhido e faça um traço fino na parte de cima do nariz, do meio em direção à ponta.

Nariz batatudo: de cima até o meio do nariz, a espessura é normal; do meio à ponta, vai arredondando, formando a "batata".

✔ *Onde camuflar*:
- Passe o pincel no camuflador e aplique nas laterais do nariz, somente do meio para baixo.
- Com a esponja, esfume as marcações.

✔ *Onde iluminar*:
- Passe um filete de iluminador de cima até antes da ponta do nariz.

Nariz fino: laterais extremamente finas, dando a impressão de que a pessoa está prendendo a respiração.

✔ *Onde camuflar*:
- Passe o pincel no camuflador escolhido e escureça em cima (parte superior) do nariz.

✔ *Onde iluminar*:
- Clareie as laterais do nariz com iluminador, passando o pincel levemente.

Nariz comprido: nariz longo, geralmente com a parte superior bem reta.

✔ *Onde camuflar*:
- Passe levemente o pincel no camuflador escolhido.
- Escureça da ponta (incluindo a divisão entre as narinas) até o centro; se necessário, escureça também as abas.
- Se o nariz também for largo, escureça as laterais.
- Ainda com o pincel "sujo", atravesse o centro do nariz em forma de cruz, para criar um declínio.
- Esfume com esponja.

✔ *Onde iluminar*:
- Ilumine discretamente em cima do nariz até um pouco além do centro, sem chegar até a parte camuflada.

Nariz saliente: no centro do nariz há um osso saliente, fazendo com que a ponta pareça caída.

Muitas pessoas diminuem esse osso na cirurgia estética de nariz.

✔ *Onde camuflar*:
  - Passe levemente o pincel no camuflador escolhido e retire bem o excesso.
  - Atravesse o centro do nariz em forma de cruz, para amenizar o volume do osso saliente.
  - Esfume com esponja.

✔ *Onde iluminar*:
  - Ilumine discretamente a ponta do nariz.

Correção do queixo

Material necessário:

✔ camuflador: pó compacto ou corretivo dois tons mais escuro;
✔ iluminador: pó compacto dois tons mais claro ou pó iluminador;
✔ pincel de blush.

Pouco queixo: geralmente ocorre em pessoas com rosto redondo ou oval.

✔ *Onde camuflar:*
- Passe o pincel levemente no camuflador e aplique abaixo do queixo (papada).
- Esfume com a esponja em direção ao pescoço.

✔ *Onde iluminar:*
- Limpe o pincel e passe o iluminador na ponta do queixo, em direção às laterais.

Queixo proeminente: geralmente ocorre em pessoas de rosto alongado, como formato retangular ou triangular invertido/coração.

✔ *Onde camuflar:*
- Passe o pincel levemente no camuflador escolhido e aplique no contorno, encostando as cerdas na parte superior e inferior do queixo.
- Esfume, passando levemente a esponja.

A boca

Quem não gostaria de ter a boca da Angelina Jolie ou até da Grazi Massafera? Infelizmente não são todas que têm esse privilégio. Mas a mulherada nunca está feliz – algumas até acham que têm lábios demais. Vai entender...

Para tudo, porém, há uma solução (mesmo que só aparente)!

Material necessário:

- ✔ esfoliante de rosto (ou específico para lábios) e hidratante labial;
- ✔ lápis labial de cor próxima do batom a ser usado;
- ✔ batom;
- ✔ gloss;
- ✔ pincel de lábios;
- ✔ corretivo;
- ✔ pó facial.

Para durabilidade do batom

Espalhe o corretivo com os dedos ao redor dos lábios, bem rente; depois passe o lápis de contorno labial e o batom do mesmo tom do lápis.

Para aumentar os lábios

Para dar efeito "bocão", é só aplicar um pouco de corretivo mais claro entre o lábio superior e o nariz; complete com um toque de pó iluminador. Em seguida, com um pincel estreito e corretivo dois tons mais escuro, faça um pequeno risco horizontal na área que divide o queixo do lábio inferior e esfume até suavizar. Depois, apague com o corretivo do mesmo tom da pele todo o contorno da boca e redesenhe-o com o lápis, aumentando proporcionalmente. Faça o preenchimento normalmente com batom.

ATENÇÃO! Nada de exageros. Esse aumento tem que ser sutil, senão fica literalmente na cara que você o fez!

Para diminuir os lábios

Para quem tem lábios em excesso, ou uma das partes (de cima ou de baixo) desproporcionalmente maior que a outra, a dica é aplicar corretivo no contorno que quer diminuir e redesenhar, passando o lápis pela parte de dentro do lábio. Isso já será suficiente para obter o resultado esperado.

Para esfoliar

Muitas pessoas têm os lábios ressecados, que descamam, e isso atrapalha na hora de passar batom, com o perigo até de piorar o problema. Já existem no mercado produtos específicos para os lábios, mas você pode utilizar um esfoliante facial e seguir estes passos:

✔ Aplique uma pequena quantidade de esfoliante no contorno e no centro dos lábios.

✔ Com o dedo, faça movimentos circulares leves e contínuos, por vinte segundos.

✔ Enxágue bem e aplique um hidratante labial.

✔ Espere o hidratante ser absorvido e passe um protetor solar labial ou batom com filtro solar.

Dicas:

❗ Não passe batom em lábios ressecados – e a saliva agrava o problema!

❗ Retoque o batom de tempos em tempos, mesmo que seja de ultrafixação, principalmente se for de tonalidade marcante.

❗ Aumentar ou diminuir exageradamente os lábios é deselegante.

❗ Evite cumprimentar as pessoas encostando a boca no rosto delas, para não deixar marca de batom – dê apenas a face.

Olhar 43

As pessoas costumam afirmar que o olhar diz tudo. Às vezes, com o olhar falamos mais do que com a própria boca. Quando não gostamos de algo, é ele que entrega nossa primeira reação. Quando vemos algo que nos agrada muito, os olhos até brilham. Foi pensando nisso que escrevi este texto, para você apurar ainda mais seu olhar, aprendendo a maneira correta de maquiar o *seu* formato de olhos, dando leveza, mas ao mesmo tempo imponência.

Material necessário:

✔ sombra iluminadora com brilho (bege, branca, pérola, dourada clara);
✔ sombra iluminadora opaca;
✔ sombra de cor intermediária (nem tão escura nem tão clara);

- ✔ sombra marrom escura;
- ✔ sombra preta;
- ✔ máscara de cílios;
- ✔ delineador;
- ✔ lápis de olhos preto;
- ✔ lápis de olhos bege.

Olhos muito afastados:

- ✔ Use uma sombra de cor intermediária na pálpebra móvel, esfumando em direção ao canto interno dos olhos, na região de sustentação dos óculos.
- ✔ Com o pincel de cerdas, use agora uma sombra três tons mais escura que seu tom de pele e sem brilho, começando do canto externo e esfumando sobre o côncavo em direção à base do nariz.
- ✔ Passe o lápis de contorno dos olhos rente à raiz dos cílios inferiores, do canto externo ao interno.

- ✔ Passe o delineador na raiz dos cílios superiores, com um traço de espessura média, terminando-o bem no início do canto interno dos olhos.
- ✔ Reforce o rímel no canto interno.
- ✔ Com um cotonete embebido em demaquilante, remova qualquer resquício de maquiagem que tenha caído abaixo dos olhos e só então aplique o corretivo.

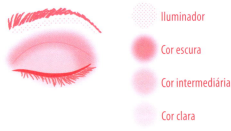

Iluminador

Cor escura

Cor intermediária

Cor clara

Evite:

- ☹ afastar demais as sobrancelhas, o que separaria ainda mais seus olhos;
- ☹ fazer maquiagem do tipo "gatinha" – que puxaria ainda mais seus olhos para fora.

Olhos muito juntos:

✔ Use sombra mais clara que seu tom de pele em toda a pálpebra móvel.

✔ Aplique uma sombra escura no canto externo, juntando os cílios inferiores com os superiores e esfumando acima do côncavo, mas sem avançar muito em direção ao nariz e sem entrar no côncavo.

✔ Mantenha as sobrancelhas *levemente* afastadas (dois dedos).

✔ Reforce o rímel no canto externo dos olhos.

✔ Um ponto de luz feito com iluminador no local de sustentação dos óculos intensifica o efeito de separação.

✔ Tire o excesso do pincel do delineador com um lencinho e faça um traçado bem fino do canto interno até o externo, dando uma leve puxadinha para fora, alongando o olhar.

- ✔ Passe o lápis de contorno dos olhos na raiz dos cílios inferiores, do canto externo suavizando para dentro, até perder a intensidade, sem nunca chegar até o canto interno.
- ✔ Passe um lápis bege no canto interno dos olhos.
- ✔ Com um cotonete embebido em demaquilante, remova toda "sujeira" ao redor dos olhos e aplique o corretivo, dando acabamento.

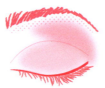

Evite:

- ☹ aplicar sombra escura no canto interno dos olhos;
- ☹ esfumar o côncavo em direção ao canto interno;
- ☹ passar lápis de contorno dos olhos até o canto interno;
- ☹ passar delineador grosso no canto interno dos olhos – caso goste, faça um traço bem fino.

Olhos caídos:

- ✔ Faça com o lápis preto uma linha rente aos cílios superiores, alargando-a e inclinando-a para cima no canto externo.
- ✔ Esfume o traço com um pincel de esponja ou cotonete e aplique a sombra por cima, esfumando em direção ao côncavo.
- ✔ Passe um bom iluminador rente às sobrancelhas para levantar o olhar.
- ✔ Faça um traço fino de delineador no canto interno e engrosse-o gradativamente em direção ao canto externo, inclinando levemente para cima.
- ✔ Use rímel e eleve bem as extremidades dos cílios.
- ✔ Remova o excesso com cotonetes embebidos em demaquilante e finalize com corretivo.
- ✔ Esse formato de olhos pede sobrancelhas arqueadas.

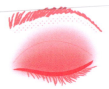

✖ Evite:

- ☹ esfumar sombra escura na raiz dos cílios inferiores;
- ☹ aplicar lápis preto, ou qualquer cor escura, na parte de fora da pálpebra inferior.

Olhos saltados:

- ✔ Use sombra clara junto à sobrancelha.
- ✔ Passe sombra escura opaca sobre toda a pálpebra móvel, até o côncavo, e esfume bem, mas sem ultrapassar a linha do côncavo.
- ✔ Faça um traço grosso de delineador em toda a extensão dos cílios superiores.

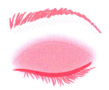

Evite:

☹ usar sombras cintilantes, com efeito molhado ou *glitter* na pálpebra móvel;

☹ passar lápis bege ou branco no contorno dos olhos, o que os faz aumentar.

Olhos fundos e pequenos:

✔ Use sempre sombras claras (coloridas ou de tons mais neutros) sobre toda a pálpebra móvel.

✔ Passe um iluminador rente às sobrancelhas.

✔ Com um pincel de cerdas flexíveis e sombra de tons intermediários e opacos, que lembrem cores de blush (rosas queimados, marrons, cor de pele etc.), esfume acima do côncavo.

✔ Leve a sombra em direção ao meio do côncavo e esfume bem para não ficar marcado, sem aproximar muito do canto interno dos olhos.

✔ Passe um lápis bege ou branco na linha interna dos olhos.

✔ Com o pincel chanfrado, aplique uma sombra marrom ou grafite na raiz dos cílios inferiores, mas somente no canto externo, suavizando gradativamente o traço conforme for chegando próximo ao canto interno.

✔ Aplique um traço fino de delineador em toda a extensão da raiz dos cílios superiores.

✔ Aplique bastante rímel preto nos cílios superiores e um pouco nos inferiores.

✔ Limpe o excesso de maquiagem com cotonete e demaquilante e passe corretivo.

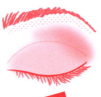

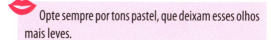

Evite:

☹ fazer contorno com sombra escura na dobra do côncavo, em direção ao canto interno dos olhos;

☹ fechar todo o contorno dos olhos com lápis ou sombra escura.

Opte sempre por tons pastel, que deixam esses olhos mais leves.

Olhos amendoados:

✔ Aplique sombra de cor intermediária, com ou sem brilho, em toda a pálpebra móvel.

✔ No centro da pálpebra, aplique uma sombra mais clara.

✔ Do canto externo para o centro, esfume uma sombra preta (para a noite) ou marrom (para o dia) em direção à pálpebra móvel, até se fundir a ela.

- ✔ Passe um iluminador abaixo das sobrancelhas e esfume.
- ✔ Aplique delineador preto, do canto externo – com traço mais grosso – para o interno, afinando.
- ✔ Abuse do rímel preto.
- ✔ Passe lápis preto na raiz dos cílios inferiores, de canto a canto.
- ✔ Limpe o excesso com cotonete e demaquilante e aplique o corretivo.

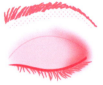

Evite:

☹ aproximar demais a sombra escura das sobrancelhas.

Olhos redondos:

- ✔ Use lápis preto para delinear a raiz dos cílios inferiores, sem deixar grosso, prolongando a linha no canto externo além do olho. Passe na parte interna dos olhos também.

- ✔ Aplique uma sombra intermediária em toda a pálpebra móvel.
- ✔ Esfume uma sombra escura de fora para dentro, subindo para o côncavo.
- ✔ Una as partes superior e inferior do canto externo com a sombra mais escura e esfume acima do côncavo, em direção ao canto interno.
- ✔ Limpe o excesso da parte inferior com cotonete embebido em demaquilante.
- ✔ Ilumine bem a área rente às sobrancelhas.
- ✔ Faça um traço fino de delineador preto, engrossando e levantando levemente no canto externo e inclinando para cima.
- ✔ Use muito rímel, principalmente no canto externo dos cílios.

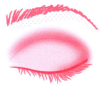

Aplicação do delineador

Contornar os olhos com delineador, lápis ou kajal serve para realçar o olhar. Com o pincel do delineador, de ponta bem fina, retire o excesso de produto e aplique bem rente aos cílios, apoiando o pincel nos pelos. Caso se sinta insegura com o delineador, faça um traço com o lápis preto bem apontado e depois vá pontilhando o delineador por cima, pois, se houver falha, o lápis vai disfarçar. E lembre-se: a parte externa do traço deve ser sempre mais grossa que a interna.

Aplicação da máscara de cílios

Comece aplicando a máscara nos cílios superiores, encostando o aplicador bem na base e depois puxando para as pontas. Aplique de duas a três camadas. Nos cílios inferiores, passe só uma camada bem leve. Separe os pelos e remova o excesso com uma escovinha, para não ficar com olho de boneca.

Face a face

Base

A base serve para uniformizar a pele, disfarçando imperfeições e manchas. Também protege a pele do sol e da poluição e combate os radicais livres.

Existem várias texturas de base, cada uma com uma formulação mais indicada para determinado tipo de pele, e inúmeras tonalidades. Seus componentes podem ser hidratantes, com filtro solar, *oil free* e até anti-idade.

Há diferença entre escolher uma base para pele jovem e para pele madura. A pele jovem precisa de um produto que ofereça maior cobertura (se tiver espinhas) e controle da oleosidade. Já a pele madura precisa, sobretudo, de hidratação e uniformidade de cor.

Como comprar a base certa?

❗ Peça à vendedora uma base específica para seu tipo de pele: oleosa, mista, normal ou seca.

❗ Diga qual é o resultado que você espera da base: cobertura leve, média ou total.

❗ Para escolher a tonalidade, as melhores são as mais beges/amareladas, pois se adaptam a mais tipos de pele.

❗ Teste no próprio rosto, de preferência em metade dele.

❗ A base tem que ficar perfeita na sua pele em diferentes tipos de luz. Se a tonalidade "desaparecer", é o tom ideal.

Texturas de base:

✔ *Stick/Bastão*: em forma de bastão, tem efeito 3 em 1, podendo ser usada como base, pó ou corretivo. Tem toque seco. No geral, tem acabamento em pó, ou seja, não é necessário usar pó facial, e é livre de óleo. Indicada para pele normal a mista e oleosa – se for *oil free*. Para usar essa base, a pele não pode ter escamações.

✔ *Duo base/Creme a pó*: sua textura é mais densa que a da base líquida e menos que a do *stick*, e seu acabamento é em pó. Versátil, com cobertura leve a média, é capaz de compor um *look* mais natural. Também dispensa o pó facial.

✔ *Líquida*: fácil de aplicar, dá um efeito muito natural, mas nem por isso a cobertura deixa a desejar, pois você pode controlar a quantidade aplicada. Geralmente seus componentes são hidratantes, devolvendo o viço à pele. É imprescindível o uso do pó depois da base, para tirar o brilho da pele e dar mais durabilidade à maquiagem.

✔ *Pó-base mineral*: composto por minérios extraídos do solo, não contém óleo nem fragrância, por isso é recomendado para peles sensíveis. Seus componentes não estimulam a produção de gordura na pele, por isso também é mais indicado para peles oleosas. Sua textura, apesar de fina, é altamente concentrada, substituindo a base tradicional.

✔ *Pancake*: lançada no filme *...E o vento levou*, essa versão superpesada da base foi a solução encontrada para substituir uma pasta gordurosa e brilhante que os maquiadores de cinema usavam nos atores e que refletia a cor das roupas e do cenário no rosto deles. Hoje em dia é usado apenas para maquiagem artística.

Aplicação da base:

✔ Com esponja ou pincel de base, faça movimentos ascendentes.

✔ Para se nortear, aplique primeiro na zona T (testa, nariz e queixo).

✔ Em seguida, aplique das laterais para fora.

✔ Espalhe bem, até a pele absorver todo o produto.

✔ Com uma esponja, finalize a aplicação, esfumando junto à raiz dos cabelos, sobrancelhas, cantos do nariz, orelhas e pescoço.

Evite:

- ☹ testar a base no pulso ou no dorso da mão, pois a pele dessas regiões possui textura e cor diferentes da pele do rosto;
- ☹ deixar a pele com aspecto artificial;
- ☹ bases de tons avermelhados ou róseos, mesmo se sua pele for rosada;
- ☹ escolher uma base de tonalidade mais escura do que sua pele para parecer bronzeada – para isso, compre um pó bronzeador;
- ☹ bases com formulações oleosas, mesmo que sua pele seja seca. O ideal é que a base não contenha óleo, e sim substâncias hidratantes.

Pó

Passado por cima da base, o pó garante uma cobertura ainda maior. Sozinho, tem a função de retirar o brilho da pele normal, mista ou oleosa, mas quem tem pele seca deve evitar. Caso você erre a mão e exagere na aplicação do blush, o pó ajuda a suavizar a intensidade, passando-se uma leve camada por cima.

Como comprar o pó certo?

- Escolha o mesmo tom da base. Se sua base estiver muito clara, compre o pó um tom acima, para equilibrar.
- Teste o pó junto com a base e sozinho (caso queira usar assim).
- Tenha em mente o efeito que você quer: com leve cobertura, para usar sozinho, ou depois da base, para maior cobertura?
- Confira as características dos pós, a seguir, e escolha o que melhor se enquadra em suas necessidades.

Texturas de pó:

✔ *Pó mineral*: pode ser usado após a base para dar maior cobertura, pois acrescenta cor e tira o brilho da pele, ou sozinho, dando efeito de base quando passado em várias camadas. O pó mineral não inclui óleos ou emolientes, o que o torna um produto perfeito para quem tem pele muito oleosa ou suscetível a acne. Sua durabilidade na pele costuma ser mais alta que a do pó facial ou compacto.

▶ *Como aplicar o pó mineral*:
- Deposite uma pequena quantidade do pó na tampa do produto.
- Encoste o pincel no pó e faça movimentos circulares.
- Bata o cabo do pincel no pulso para retirar o excesso de produto.
- Deslize lentamente o pincel pelo rosto em movimentos circulares, iniciando na zona T e depois passando nas laterais.
- Aplique quantas camadas forem necessárias para a cobertura ideal.

✔ *Pó facial*: de fina cobertura, serve para "selar" a base no rosto, dando maior durabilidade à maquiagem e acabamento. Quase não acrescenta cor à pele.

✔ *Pó compacto*: como o nome diz, é compactado ao recipiente, ideal para carregar na bolsa, pois é mais fácil de aplicar na hora do retoque. Fornece muito mais cobertura que o pó facial e é indicado para quem quer cobrir bem as imperfeições. Se tiver brilho, pode ser usado para dar efeito de iluminação; se for opaco e dois tons acima do seu, pode ser usado para camuflagem.

▶ *Como aplicar o pó facial e o compacto*:

- Passe levemente o pincel de pó no produto escolhido.
- Bata o cabo do pincel no pulso para remover o excesso.
- Aplique iniciando pela zona T, depois nas laterais do rosto, com movimentos de dentro para fora em sentido ascendente.
- Com o pincel limpo, "espane-o" no rosto todo para remover o excesso de produto.

Evite:

☹ passar pó próximo dos olhos, pois isso acentua as linhas de expressão;

☹ aplicar pó na pele descamando por queimadura de sol ou por estar desidratada, pois isso acentua ainda mais as pelinhas;

☹ passar pó em muita quantidade, o que dá a aparência de "empoeirada".

Corretivo

Diferentemente da base, o corretivo serve para esconder e disfarçar imperfeições *pontuais*. Ou seja, você não precisa aplicar o corretivo em toda a pele, apenas nos pontos que quer esconder e corrigir, como espinhas e olheiras.

A tonalidade deve ser *a mesma da sua pele*, e seu efeito pode ser de luminosidade, mas nunca pode dar aspecto esbranquiçado ou acinzentado.

Tente dosar a quantidade de produto que vai aplicar, pois o corretivo em excesso acaba destacando e dando o efeito contrário. Esta é uma das grandes dificuldades na hora de fazer a maquiagem: se livrar das olheiras sem deixar o *look* carregado.

Corretivos coloridos – verde, azul, lilás etc. – são coisa para maquiador profissional, pois é difícil de acertar. Os corretivos normais ainda são a melhor opção. Mas preste atenção: eles também têm tonalidades diferentes – alguns são beges mais rosados, outros mais amarelados. Caso tenha bastante olheira, opte pelos amarelados e finalize com a base, dando leves batidinhas por cima.

A principal função do corretivo é apagar as tão indesejadas olheiras, mas ele é muito mais que isso. Eis suas multifunções:

- Neutralizar.
- Auxiliar no processo de camuflagem x iluminação: aumentar e/ou diminuir, apagar e/ou realçar.
- Fixar ainda mais produtos como batom e sombra.
- Apagar (tornar *nude*): este é o jeito mais *fashion* de usar o corretivo. Passe uma camada de um batom mais claro

(rosado, pêssego, cor de boca), limpe o pincel, pingue o corretivo no dorso da mão e aplique nos lábios até atingir o tom desejado. A boca vai ficar com uma cor neutra, que fica superchique com olhos pretos.

Texturas de corretivo:

✔ *Líquido*: o corretivo líquido tem cobertura mais suave, sendo recomendado mais para a área dos olhos, pois é o que menos marca as linhas de expressão. Porém, se sua olheira for muito acentuada, talvez a cobertura deixe a desejar. Indicado para todos os tipos de pele.

  ▸ *Como aplicar*:
    • De pouca em pouca quantidade, dê leves batidinhas com o dedo ou o pincel de corretivo/língua de gato, de dentro (canto interno dos olhos) para fora, sem esticar a pele, até suavizar as olheiras.

✔ *Cremoso/Pastoso*: ideal para cobrir olheiras acentuadas. Cobre melhor as manchas e é fácil de espalhar. Mas, pela textura densa, evite usar na área dos olhos se tiver muita flacidez e linhas de expressão.

▶ *Como aplicar*:

- Deslize o pincel de corretivo/língua de gato até espalhar o produto de maneira uniforme, finalizando com batidinhas com o dedo indicador ou uma esponja mais fina.

✔ *Bastão/Stick*: produto 3 em 1, serve como base, pó e corretivo. Ideal para disfarçar cicatrizes e espinhas, mas nas olheiras pode ficar com aspecto pesado.

▶ *Como aplicar*:

- Encoste a ponta do bastão na cavidade da olheira, cicatriz ou espinha e com os dedos dê leves batidinhas, até obter cobertura uniforme.

✔ *Mineral*: em pó, composto por minerais, tem cobertura suave e é mais indicado para pele mista a oleosa. Não use se tiver pele seca.

▶ *Como aplicar*:

- Deve ser aplicado com o dedo ou com pincel de sombra, deslizando até surtir o efeito desejado.

Blush

O blush é um curinga na hora do sufoco. Basta uma pincelada e pronto – a palidez, a cara de cansaço e o ar abatido vão embora. É o queridinho entre as mulheres.

O blush tem a função de dar rubor, principalmente quando usamos base ou pó antes. Serve também para definir ou amenizar as formas das maçãs do rosto.

Pode ser opaco ou cintilante, e sua textura vai do pó ao creme, nas mais variadas tonalidades. Estas são as mais fáceis de usar: rosa-claro, rosa queimado, terracota (bronzeados), pêssego, tons de pele (do bege ao marrom) – muito usados para camuflagem –, vinho, avermelhados.

Que cor combina com a minha pele?

- Pele bege/amarelada: opte por variações de rosa.
- Pele rosada: tons de pêssego, de pele e terracota.

- Pele morena clara: tons de rosa queimado, rosas intensos e terracota.
- Pele morena jambo a negra: tons de vinho e laranja-avermelhados.

Texturas de blush:

✔ *Compacto*: por ser compactado, é mais fácil de dosar a quantidade no pincel. Tem efeito bem natural e ainda é o mais usado entre as mulheres. É muito usado também pelos profissionais da área para efeito de camuflagem.

▶ *Como aplicar*:
- Passe o pincel de blush no produto.
- Bata o cabo do pincel no pulso para remover o excesso.
- Com movimentos leves, aplique o blush de fora para dentro, sobre as maçãs do rosto, e depois esfume.
- Você pode escolher o efeito que quer dar, de acordo com os estilos mostrados nas páginas 114-118.

✔ *Mineral*: ótima durabilidade e pouquíssimo risco de alergia, por conta de seus componentes, mas a aplicação pede um cuidado especial – por ser pó solto, acaba saindo muito no pincel.

▶ *Como aplicar*:
- Deposite pouca quantidade de blush na tampa do produto.
- Encoste levemente o pincel no blush.
- Retire o excesso de produto batendo o cabo do pincel no pulso.
- Aplique levemente no local desejado.

✔ *Bastão/Stick*: boa aderência, textura mais seca e efeito aveludado, pode ser usado na pele sem base. Indicado para pele mista a oleosa. Praticidade na aplicação.

▶ *Como aplicar*:
- Passe o bastão no rosto, fazendo uma faixa estreita no mesmo sentido do blush.
- Com os dedos ou uma esponja, esfume fazendo movimentos circulares, até obter um efeito natural.

✔ *Líquido, mousse ou creme*: indicados para peles secas, por ter textura molhada. De fácil aplicação, pois dispensam o pincel. Evite usar em dias muito quentes. São proibidos para peles oleosas.

▶ *Como aplicar*:

- Podem ser aplicados com o dedo, em movimentos rápidos e circulares.
- Evite deixar um círculo na maçã – esfume bem!

O blush pode transmitir até efeitos de personalidade:

Efeito romântico/suave: use um blush mais rosado. Dê um sorriso e aplique, com o pincel, bem em cima da área da maçã do rosto que se levanta. Faça movimentos circulares no ponto mais alto da maçã, esfumando em direção às têmporas.

Efeito casual/saudável: use um blush opaco, em tons de pêssego ou da pele. Com um pincel macio, aplique na região frontal do rosto, que fica corada quando você faz exercícios. Esfume bem para não ficar exagerado.

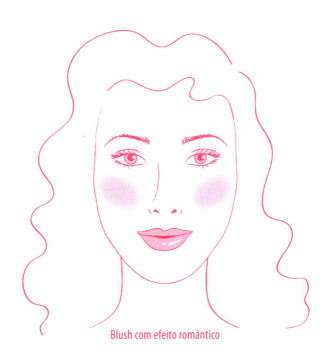

Blush com efeito romântico

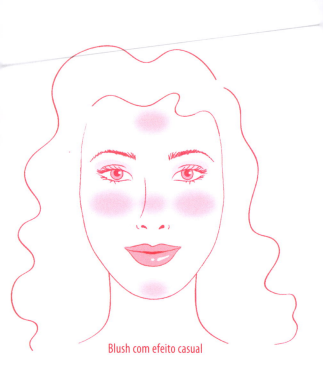

Blush com efeito casual

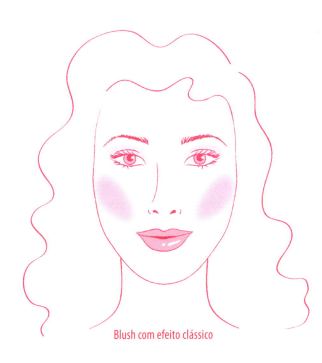

Blush com efeito clássico

Efeito clássico/afunilador: use um blush (sem brilho) rosa queimado ou em tons de pele. Passe o pincel de cerdas no blush, tire o excesso, "sugue" as bochechas e aplique na diagonal, abaixo do osso das maçãs, deixando um espaço de dois dedos da orelha e da boca. Nesse caso, use blush em pó (compacto ou mineral).

Opcionalmente, se for um *look* para noite, você ainda pode aplicar iluminador nos contornos do blush e no ponto mais alto das maçãs.

Evite:

🙁 fugir da tonalidade da sua pele. Por exemplo, se você for branquinha e quiser usar um tom rosado, não pode ser um rosa muito forte, mas proporcional à sua pele. Se tiver a pele morena e quiser o mesmo efeito, vai precisar de um tom de rosa mais forte, senão não vai aparecer;

- ☹ aplicar o blush em formas geométricas, deixando a área redonda ou reta demais. Siga a anatomia do rosto e esfume bem;

- ☹ aplicar o blush sem remover o excesso de produto do pincel – pode deixar o rosto marcado;

- ☹ iniciar a aplicação rente à orelha e finalizar muito perto da boca, com um espaço de menos de dois dedos;

- ☹ passar muito blush se seu rosto for magro, o que pode emagrecer ainda mais. Aplique um tom rosado somente no alto das maçãs e esfume;

- ☹ usar blush cintilante se não tiver muita habilidade;

- ☹ passar o blush muito perto dos olhos ou do maxilar – tente centralizá-lo.

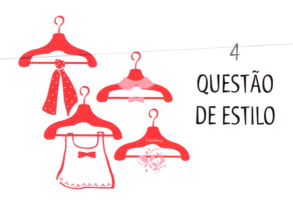

4
QUESTÃO DE ESTILO

Estilo tem a ver com personalidade. Podemos adotar vários, misturar dois ou três de uma vez ou até mesmo ter um no dia a dia e outro ao sair à noite. Apesar desse *mix*, existe um estilo predominante em cada uma de nós, o que não nos impede de inovar de vez em quando e aderir a uma nova produção.

A maquiagem, assim como um acessório, é uma aliada ao compor o *look* que você deseja. Com a escolha certa de uma sombra, por exemplo, você consegue transmitir determinada impressão. Prova disso é a maquiagem de outras décadas. Quando pensamos na dos anos 60, logo vêm à mente a pinta, o batom vermelho e os olhos de "gatinha".

Temos uma ferramenta poderosa nas mãos, que pode realçar nossos pontos fortes e ainda nos adequar à maioria dos estilos. É aí que entra a maquiagem.

Estilo romântico

Pessoas de personalidade sensível, com jeito angelical, que transmitem calma e serenidade. A ordem desse estilo é a delicadeza. Apesar de às vezes parecer infantil, sua mensagem pode ser de muita feminilidade. Sua grande característica é lidar com a sensualidade de maneira doce, leve e sutil.

Palavras-chave: tricô, sapato boneca, saia evasê, vestido solto, blusa com manga princesa, bolero, estampas florais, renda, pérolas, laços, acessórios de cabelo.

Maquiagem para a romântica:

- ✔ *Sombra*: cintilante, em tons de rosa, amarelo, verde, azul-bebê e *nude*.
- ✔ *Lápis de olho*: azul, verde-água, rosa, lilás.
- ✔ *Máscara de cílios*: preta ou colorida (lilás, azul, verde etc.).
- ✔ *Blush*: tons rosados na maçã do rosto.
- ✔ *Gloss e batom*: tons rosados com brilho ou rosa *nude*.

Estilo casual

Pessoas discretas, que prezam pelo conforto, precisam de praticidade no dia a dia e não gostam de mudanças radicais. Sua mensagem é amigável, jovem, despretensiosa e alegre.

Palavras-chave: calça *jeans*, camiseta de algodão, vestido de malha, conjunto de *plush*, roupas soltas, tênis, sapatilha.

Maquiagem para a casual:

- ✔ *Sombra*: tons pastel, azul-marinho, marrom, tons terrosos e opacos.
- ✔ *Lápis de olho*: marrom ou grafite.
- ✔ *Máscara de cílios*: marrom ou preta.
- ✔ *Blush*: tons opacos terrosos e pêssego.
- ✔ *Gloss e batom*: cor de boca e/ou gloss transparente.

Estilo clássico

Pessoas de gosto refinado, sempre com a pele e os cabelos impecáveis, preferem qualidade a quantidade. Seguem sempre a regra do "menos é mais". Transmitem sofisticação, respeito, segurança e sucesso.

Palavras-chave: terninho, saia lápis, camisa de algodão, calça social, escarpim, unha francesinha, lenço, cintura marcada, tubinho, vestido longo, bolsas e sapatos de grife, tom sobre tom.

Maquiagem para a clássica:

- ✔ *Sombra*: cores neutras, como marrom, creme, dourado, grafite, oliva, cinza e preto.
- ✔ *Lápis de olho*: preto, berinjela, verde-oliva, azul-marinho.
- ✔ *Máscara de cílios*: preta, alongadora (para não pesar o olhar).
- ✔ *Blush*: rosa queimado e tons terrosos.
- ✔ *Batom*: vermelho e cor de boca.

Estilo despojado

Pessoas despojadas se divertem com o que vestem, não tomam a moda como parâmetro – pois têm um jeito próprio de se vestir –, quebram padrões e antecipam tendências. Com muito bom gosto e criatividade, sabem compor *looks* com peças de vários estilos, misturar peças pesadas e leves, tecidos e estampas. Possuem influências étnicas e folclóricas.

Palavras-chave: brechó, óculos de sol, corte de cabelo moderno, acessório de cabelo, All Star, acessórios coloridos, calça saruel, blusa de renda, colete de alfaiataria, broche, *boyfriend*, sobreposições.

Maquiagem para a despojada:

- ✔ *Sombra*: cremosa, cores alegres.
- ✔ *Lápis de olho*: cores intensas, azul, lilás, verde, branco e preto.
- ✔ *Máscara de cílios*: preta, nos cílios superiores e inferiores.
- ✔ *Blush*: rosa suave e terracota.
- ✔ *Gloss e batom*: tons discretos.

Estilo *fashion*

Pessoas superantenadas com a moda, por dentro dos últimos lançamentos de maquiagem e que sabem adaptar o que está em voga ao seu próprio estilo. Para as fashionistas, a maquiagem é um acessório, complementando o visual. Sabem ir do estilo menina-moça ao mulherão com facilidade.

Palavras-chave: tendência, manga bufante, bolsas coloridas, esmaltes fluorescentes coloridos, opacos, *darks* e *nudes*, colete, blusas estampadas, calça saruel, *patchwork*, calça/*shorts boyfriend*.

Maquiagem para a fashionista:

- ✔ *Sombra*: últimos lançamentos, *pink*, laranja, azul-turquesa, amarela, roxa e preta.
- ✔ *Lápis de olho*: colorido.
- ✔ *Máscara de cílios*: colorida e preta.

- ✔ *Blush*: rosa, terracota e de efeito bronzeador.
- ✔ *Gloss e batom*: cores da tendência, como rosa *nude*, coral, *pink*.

Estilo ousado

Pessoas de personalidade forte, de presença marcante por onde passam, não saem de casa sem passar lápis no contorno dos olhos, máscara nos cílios e blush. Sua linguagem corporal é chamativa e transmite sensualidade. Não ligam muito para regras – preferem criar suas próprias. Têm o mesmo estilo de dia e de noite.

Palavras-chave: estampa de oncinha e zebra, decote profundo, brilho, sapato meia-pata, minissaia *jeans*, *shorts boyfriend*, bolsas grandes, maquiagem, cós alto, esmalte vermelho, cabelo volumoso, roupa de grife.

Maquiagem para a ousada:

- ✔ *Sombra*: preta, azul-marinho, dourada, grafite, cobre.
- ✔ *Lápis de olho*: preto.
- ✔ *Máscara de cílios*: preta, de volume.
- ✔ *Blush*: bronzeador, rosa queimado e pó iluminador.
- ✔ *Batom*: desde os tons vermelhos e *pinks* até os *nudes*.

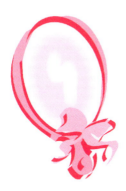

5
A IMPRESSÃO
QUE FICA

Neste capítulo, você vai aprender a usar os itens necessários de maquiagem para causar boa impressão – sem parecer exagerada – na academia, no trabalho, na faculdade, ou seja, em diversas situações de seu dia a dia. Também vai descobrir como causar impacto na balada, na festa e no jantar.

Como dizem, a primeira impressão é a que fica, e talvez você não tenha outra chance para mudar isso, não é?

Na academia

Passe corretivo de textura mais seca somente nas olheiras; nas espinhas, melhor não (deixe sua pele respirar).

Pinte as sobrancelhas com um lápis de sobrancelha mais sequinho. Nunca use o lápis de olho, pois pode escorrer durante a malhação.

Passe no máximo duas camadas de rímel preto ou marrom *à prova d'água*.

Com os dedos, aplique um blush em bastão ou mineral, dando efeito saudável/casual.

Passe hidratante de lábios ou protetor solar labial.

Na faculdade

Passe corretivo nas olheiras, em toda a pálpebra, nas espinhas e nas laterais do nariz.

Aplique uma camada de pó mineral (somente se sua pele for de normal a oleosa).

Aplique sombra tom de pele ou rosada sobre a pálpebra móvel.

Passe algumas camadas de rímel.

Aplique o blush, dando o efeito romântico.

Passe gloss transparente ou claro.

Pinte as sobrancelhas com lápis castanho e esfume com a escovinha.

No *shopping*

Por cima do *look* da faculdade, basta esfumar uma sombra marrom média no côncavo, de fora para dentro, acompanhando a curvatura do olho.

Reforce o rímel.

Aplique o batom com o dedo e sem contornar os lábios com lápis – isso dará um resultado mais despretensioso.

"Sugue" as maçãs do rosto e passe blush opaco com efeito afunilador. Remova o excesso com uma esponja.

No trabalho

Aplique corretivo do mesmo tom da sua pele nas olheiras, espinhas e manchas. Use corretivo somente em alguns pontos.

Passe até duas camadas de pó mineral em todo o rosto, se tiver pele normal a oleosa. Se sua pele for seca, passe uma leve camada de base líquida e finalize com uma pincelada de pó facial na zona T.

Preencha as sobrancelhas com sombra marrom opaca ou lápis de sobrancelha e esfume.

Faça um risco com lápis de cor escura, como preto, marrom, grafite ou azul-marinho, rente à raiz dos cílios superiores.

Esfume-o com cotonete, fazendo movimento de vaivém para suavizar.

Aplique com o pincel de esfumar um tom de sombra intermediário (dourado, rosa, azul, verde, cinza, coral, lilás, entre outros) por cima do risco do lápis, subindo em direção ao côncavo.

Com o pincel de esponja, passe uma sombra iluminadora rente às sobrancelhas e faça a junção com a sombra anterior.

Passe até duas camadas de rímel.

Escolha um tom de blush discreto e opaco, que não dê tanta diferença do tom da sua pele, "sugue" as maçãs do rosto, tire o excesso de produto das cerdas e aplique suavemente, com leve inclinação, dando efeito casual/saudável.

Passe levemente um lápis de contorno labial próximo do tom do batom escolhido. Com um pincel de lábios, aplique o batom, preenchendo a boca de canto a canto, sem emendar a parte de cima com a de baixo.

No jantar

Aplique base em pequena quantidade, só intensificando onde for necessário. Evite a princípio passar nas olheiras (deixe-as para o fim).

Aplique corretivo na pálpebra superior, nas espinhas e manchas maiores.

Passe uma leve camada de pó em todo o rosto.

Utilizando um trio de sombras, aplique com o pincel de esponja o tom mais escuro, da raiz dos cílios até chegar bem próximo do côncavo, e esfume, sem ultrapassar essa marcação.

Com o pincel de cerdas, esfume o tom intermediário, iniciando da metade da sombra anterior (mais escura) até subir um pouco além do côncavo, deixando espaço para iluminar abaixo das sobrancelhas. Ou então siga as instruções de acordo com seu formato de olhos (veja "Olhar 43", páginas 86-97).

Com um pincel de esponja, passe a sombra mais clara bem rente à raiz das sobrancelhas, de ponta a ponta. Esfume, misturando esta sombra com a anterior, e suavize as extremidades com os dedos limpos.

Passe lápis preto, grafite ou azul-marinho na raiz dos cílios inferiores e superiores.

Aplique até três camadas de rímel preto ou marinho.

Use um cotonete embebido em demaquilante para limpar resquícios de sombra que possam ter caído nas olheiras.

Aplique levemente o corretivo na área limpa das olheiras.

Aplique blush compacto com ou sem brilho, dando o efeito afunilador.

Passe um batom mais marcante, que pode ser desde um cor de boca intermediário até um vermelho.

Na festa

Siga os mesmos passos da maquiagem para o jantar, apenas acrescentando mais base, para dar maior cobertura, e mais brilho aos tons de sombra e blush.

Com um pincel estreito ou um cotonete, aplique um ponto de luz (sombra iluminadora com cintilância) nos cantos interno e externo dos olhos, exceto para peles maduras.

Troque o batom por um tom *nude* e aplique gloss no centro dos lábios.

Na balada

Aplique corretivo para corrigir pequenas imperfeições.

Passe duas camadas de pó mineral, se sua pele for oleosa (pó mineral tem efeito de base e é mais indicado para a balada, pois resiste mais à transpiração). Se não for o caso, use a base e o pó adequados à sua pele.

Faça um traço com o lápis preto na raiz dos cílios superiores e esfume até alcançar o côncavo.

Com o dedo ou um pincel de cerdas, espalhe uma sombra escura – preta, roxa, grafite ou azul-marinho, de preferência com brilho – por cima do lápis esfumado, ultrapassando levemente o côncavo.

Passe uma sombra iluminadora rente às sobrancelhas, dando bastante luminosidade a essa área, e em seguida esfume, com cuidado para não "sujá-la" de sombra escura.

Complete com delineador, muito rímel e lápis preto na raiz dos cílios inferiores.

Com o pincel chanfrado, passe na raiz dos cílios inferiores, em pequena quantidade, a mesma sombra que usou na pálpebra móvel, mas somente no canto externo, e esfume levemente.

Aplique o blush dando efeito romântico, para contrapor aos olhos mais pesados.

Use um pouco de pó iluminador nas maçãs do rosto e do canto externo dos olhos para as têmporas.

Escolha um batom rosa *nude* opaco ou um gloss poderoso.

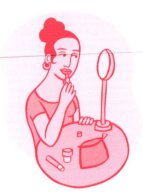

TOQUE FINAL

Agora que já se tornou *expert* em maquiagem, você está preparada para saber alguns segredinhos meus, que ajudam no dia a dia na hora de se produzir e que facilitarão o desenvolvimento dessa maravilhosa arte de se automaquiar.

Pele

Não tente conseguir um superbronzeado com a base ou mesmo com o pó bronzeador, porque você corre o risco de manchar a pele ou de ficar com aparência envelhecida. Respeite seu tom de pele – se for bem branquinha, bronzeie apenas um tom acima do seu.

Para um efeito bronzeador sutil, após fazer a pele com base e pó do mesmo tom, aplique o pó bronzeador levemente nas maçás do rosto e na zona T.

Se sua pele tiver marcas de expressão, evite corretivo grosso e pó facial/compacto, pois os produtos podem acumular nas ruguinhas, acentuando-as. Prefira corretivo líquido.

Nunca passe nenhum tipo de pó ao redor dos olhos, pois isso acentua linhas de expressão.

O blush deve apenas dar um colorido saudável à pele. Não precisa marcar o rosto, o que deixa o semblante pesado.

Não encoste o blush na raiz do cabelo nem o deixe chegar muito perto dos olhos e da boca.

Se você exagerou no blush, retire o excesso com uma esponja seca e limpa e reaplique o pó facial no fim da maquiagem.

Na falta do blush, substitua-o por um batom opaco, aplicando-o com movimentos circulares. Mas não faça isso sempre, pois o batom é um produto oleoso e pode causar espinhas se passado com frequência na pele.

Aplique o corretivo com leves batidinhas, indo e vindo, nunca arrastando.

Olhos

Para fazer a sombra durar, umedeça levemente o pincel de cerdas na hora da aplicação.

Se tiver dificuldade para usar o delineador, faça um risco com o lápis preto antes de aplicá-lo e depois cubra-o com o delineador.

O delineador seca muito rápido, então, se borrar, passe imediatamente um cotonete seco ou o próprio dedo sobre o borrão, arrastando-o em direção aos cílios, e refaça o traço.

Outra opção para substituir o efeito do delineador: umedeça um pincel de ponta bem fina, passe na sombra preta e faça o contorno bem rente aos cílios.

Para alongar os olhos, passe mais rímel na parte externa dos cílios superiores.

Um traço de lápis branco ou bege na parte interna inferior dos olhos dá a ilusão de olhos maiores.

Use corretivo mais claro do que a pele abaixo da sobrancelha para iluminar os olhos.

Nas olheiras, use corretivo do *mesmo tom* da sua pele.

Se suas olheiras chegam até às pálpebras superiores, antes de aplicar a sombra, espalhe corretivo por toda a pálpebra, da raiz até rente às sobrancelhas. Isso realça o tom da sombra e ajuda na fixação.

Evite sombras cintilantes se tiver linhas de expressão. Prefira as opacas.

Para intensificar o efeito das sombras escuras, faça um traço grosso com lápis preto na raiz dos cílios superiores, esfume com cotonete ou pincel de esponja até um pouco antes da dobra da pálpebra e aplique por cima a sombra escura, com pincel de cerdas macias, em direção ao côncavo.

Para cobrir fios brancos nas sobrancelhas, aplique delineador marrom ou preto, ou rímel marrom, somente nesses fios e retire o excesso.

Para intensificar a sombra clara, utilize um lápis bege ou branco em todo o espaço a ser trabalhado e aplique a sombra por cima.

Para intensificar as sombras fluorescentes, aplique uma camada de lápis branco no local, esfume e depois aplique a sombra.

Para fazer um traço colorido na raiz dos cílios, passe o lápis branco na espessura que quiser e aplique por cima a sombra colorida (azul, amarela, verde, lilás, laranja, rosa, *pink* etc.).

Boca

Para aumentar os lábios, passe o lápis por cima do desenho da boca, o batom e depois aplique gloss no centro.

Para diminuir os lábios, passe o lápis na parte interna do desenho da boca.

Passe batom sempre com pincel.

Para fazer o batom durar mais, pinte toda a boca com lápis da mesma cor do batom antes de aplicá-lo.

Comprima os lábios delicadamente num papel absorvente para retirar o excesso de batom e torne a aplicá-lo.

Se você tiver dentes amarelados, prefira batons vermelhos – o contraste faz os dentes parecerem mais brancos.

Para conferir se os lábios estão bem desenhados pelo batom, feche a boca naturalmente e pressione um papel absorvente sobre ela. Observe o desenho que ficou no papel e corrija eventuais erros.

Outra dica para maior durabilidade do batom: aplique corretivo e uma camada fina de qualquer tipo de pó ao redor dos lábios, esfume bem, aplique o lápis labial e o batom.

QUERIDA LEITORA

e agora a mais nova *expert* em maquiagem,

É com enorme satisfação que compartilho este *Pequeno livro de maquiagem* com você. Sinto-me privilegiada, pois sei que terá um pedacinho de mim participando do seu dia a dia em cada ocasião.

Espero ter despertado em você o que Deus despertou em mim: um carinho especial pela arte de se embelezar e de valorizar seus traços, que são únicos.

Desejo que você não pare por aqui – faça cursos de automaquiagem, leia mais sobre o assunto, e quem sabe a maquiagem vire seu *hobby* favorito, ou até mesmo profissão, como aconteceu comigo?!

Nos vemos em alguma loja de cosméticos por aí!

paula erpelho

Impressão e acabamento: Prol Gráfica e Editora.